AF299793

RÉSUMÉ
DE PATHOLOGIE, THÉRAPEUTIQUE
ET PROPHYLAXIE
DES MALADIES
VÉNÉRIENNES ET SYPHILITIQUES
Par le Docteur P. DIDAY
Secrétaire général de la Société de Médecine de Lyon

(Avec additions et corrections par l'auteur, pour 1878.)

Ces maladies sont au nombre de trois : la *blennorrhagie*, la *chancrelle* (1), la *syphilis*.

§ 1. — BLENNORRHAGIE

Maladie très-ancienne, toujours locale : simple inflammation, elle n'est jamais cause ni effet d'une infection constitutionnelle. Eminemment transmissible d'individu à individu, on la voit aussi, chez le même, passer — soit (par contiguité) de l'urèthre aux glandes de Cooper, au canal déférent, au col de la vessie, — soit (par contact) à la conjonctive, à l'anus, — soit (par sympathie) de l'urèthre à la membrane de l'humeur aqueuse, aux synoviales, à l'épididyme. — Symptômes : Douleur durant la miction et les érections ; écoulement d'un pus d'autant moins mêlé de mucus que l'inflammation est plus aiguë ; méat rouge, urèthre dur, tendu, sensible à la pression ; ténesmes anaux ; tendance à persister à l'état chronique.

Indépendamment de la blennorrhagie, on observe une *urétrorrhée* ou *échauffement*, espèce plus rare que la première, qui peut coexister avec elle, et qui a pour caractères (chez l'homme pris pour exemple) : 1° d'être causée non par le contact du pus blennorrhagique, mais par le contact du liquide de pertes blanches *développées spontanément*, ou, plus souvent encore, par le contact du sang menstruel ; 2° de débuter et de suivre son cours (lequel est parfois de plusieurs mois), presque sans inflammation, sans sécrétion purulente véritable ; 3° de résister aux remèdes spéciaux (copahu, cubèbe) qui guérissent la véritable blennorrhagie. — Cette maladie, qui représente la *gonorrhée non virulente* des anciens auteurs, s'éteint d'elle-même, mais après une durée assez longue. La continence, les bains, quelques délayants, un ou deux purgatifs doux, donnés pendant la première période, sont nécessaires pour préparer l'effet des injections astringentes ou cathérétiques, qui en achèvent la guérison.

Chez un sujet dartreux, il peut se produire une jetée herpétique sur l'urèthre, phlegmasie légère s'éteignant spontanément au bout de cinq jours environ, ne donnant lieu qu'à une secrétion séreuse à peine colorée.

Le mercure et les *dépuratifs* sont complétement inutiles dans les diverses formes d'écoulement uréthral.

---

(1) J'ai créé ce mot : 1° parce qu'il exprime bien qu'il y a entre le *chancre infectant, syphilitique*, et le *chancre simple, mou, non infectant*, une différence aussi profonde qu'entre la variole et la varicelle (maladie qui n'a aucun rapport avec la variole et ne garantit pas ultérieurement de ses atteintes) ; 2° parce qu'il laisse au mot chancroïde sa seule acception admissible, celle qui, comme pour la varioloïde, désigne la lésion née de l'insertion du virus syphilitique sur un sujet déjà atteint de syphilis.

La blennorrhagie n'engendre pas de bubon suppurant, mais parfois seulement, quand elle est très-aiguë, de légers engorgements ganglionnaires qui se résolvent spontanément au bout de quelques jours.

Le traitement de la blennorrhagie varie selon les espèces, le siége, les périodes et les complications :

A. Blennorrhagie uréthrale de l'homme. — Si on peut la voir au début, — indolente, méat à peine rouge, fluide rare, filant, opalin, — essayer, pour l'abortion (qui est sans inconvénient), d'injecter 1/3 de seringue de : eau distillée 20, nitrate d'argent 0,3. Que le liquide séjourne de trois à dix minutes, selon le degré d'acuité du mal. Le laisser venir jusqu'à l'orifice et faire qu'il s'insinue dans tous les plis de la muqueuse; ce double but se réalise en fermant le méat avec le bout du doigt (au lieu de le pincer entre le pouce et l'index) et en poussant, à plusieurs reprises, le liquide d'arrière en avant. — Avertir le client de l'inflammation douloureuse, mais passagère, ainsi que de l'écoulement copieux, compacte, qui vont s'ensuivre.

Plus tard, dans la période phlegmasique, bains, boissons délayantes, laxatifs, continence, ni bière, ni vin blanc, ni épices. Les sangsues, — à moins de deux applications de 8 ou 10, à court intervalle, — calment à peine. Contre les érections nocturnes, fort douloureuses, quatre pilules, le soir, chacune de 0,1 camphre et 0,01 extrait d'opium ; 2 à 4 gr. de lupulin trituré avec du sucre; boulette de coton mouillée de chloroforme et tenue une minute sur le point le plus douloureux de l'urèthre; lotions froides; émulsion de graines de courge, bue avant de se coucher; 1 ou 2 gr. de bromure de potassium; petites doses de cubèbe, à titre de palliatif. — Avertir le malade de ne pas porter les doigts, de la verge aux yeux. — Certains écoulements qui menacent de s'éterniser à la période subaiguë sont notablement et promptement amendés et rendus justiciables des injections par un vésicatoire volant placé sous l'urèthre.

Attendre, pour *couper*, qu'il n'y ait plus de douleur et que le fluide uréthral soit devenu moins copieux et un peu gluant. Savoir résister, sur ce point, aux sollicitations des malades ainsi qu'à sa propre impatience, car on peut risquer beaucoup et on ne gagne pas même du temps à vouloir essayer trop tôt. Alors, de huit heures en huit heures, durant douze jours, une boulette de copahu mêlé avec cubèbe à consistance d'opiat (la donner à doses progressives jusqu'au huitième jour, puis stationnaires jusqu'au douzième, et alors décroissantes); abstinence de tisanes, de bains, fuir les occasions d'érections et de pollutions. Contre le retour des pollutions, 2 gr. par jour de bromure de potassium en solution, à l'intérieur, ou 2 granules de digitaline; porter, la nuit, une plaque d'étain sur l'hypogastre. — Ne pas reprendre, de peur de se recontagionner soi-même, une chemise qui soit tachée du muco-pus de la période aiguë.

Contre le *suintement*, injections variées avec solution aqueuse de sulfate de zinc à 1/100, de tannin, d'alun, id.; de sulfate de cuivre 1/200, de sublimé ou de chlorure d'or 1/3000, de sous-nitrate de bismuth 1/6, avec le vin rouge, et mieux le vin chargé de sa lie, l'eau mêlée de 1/5 ou 1/4 d'encre, un mélange au 6e d'alcoolature de guaco dans l'eau ou dans l'eau distillée de copahu, etc. Quant au nitrate d'argent, soit quatre, dont une tous les deux jours (ou, plus exactement, en faisant la suivante dès que l'irritation causée par la précédente est passée), avec une solution au 1/200, soit trois par jour, avec une au 1/2000.

On réussit parfois en commençant une série d'injections astringentes douze heures après la dernière des quatre injections au nitrate d'argent (*V. ci-dessus*).

Trois injections astringentes, chacune de composition différente, alternées le matin, à midi et le soir, rendent souvent service. On se trouve également bien de rendre l'injection graduellement plus concentrée, ce qui se réalise commodément en ayant deux flacons de solution inégalement forte, et en remplaçant chaque fois par une égale quantité de solution plus concentrée la quantité de solution faible dont on s'est servi pour faire l'injection.

Continuer les injections dix ou douze jours, sans, comme c'est trop l'habitude des malades, s'arrêter au quatrième ou cinquième jour, pour *voir ce qu'elles ont produit!*

L'injection sera poussée jusqu'au fond du canal, pratique que le médecin doit enseigner en l'exécutant lui-même. Parfois, on ne peut constater la cure que 2 ou 3 jours après que les injections ont été cessées.

Un bon moyen, pour les cas rebelles et indolents, consiste à introduire, une ou deux fois par jour, une bougie en cire enduite de : axonge, 25; calomel, de 2 à 3; alun, de 3 à 4. Ceci ne guérit qu'après avoir produit d'abord une irritation du canal. L'introduction longtemps réitérée de bougies molles, pratique ancienne, ne mérite guère d'être réhabilitée. Elle est peu capable de servir, et peut occasionner des cystites ou des épididymites.

Si un rétrécissement est constaté (mais se garder de prendre pour tel le collet *normal* du bulbe), commencer par le guérir, au moyen de la dilatation progressive, qui suffit, en général, pour les cas où la stricture est récente.

Blennorrhagie folliculaire des bords du méat. — Très-souvent méconnue des malades et du médecin, elle reproduit parfois, par une contagion de source insidieuse, la blennorrhagie uréthrale au moment où l'on croyait celle-ci guérie, et cela à charge de revanche, entre l'urèthre et le follicule, qui se recontagionnent alternativement l'un l'autre.

Le traitement consiste à cautériser l'intérieur de la cavité du follicule, ce qui ne peut guère s'effectuer qu'en y introduisant une aiguille de bas ou un fil d'archal assez gros pour n'y entrer qu'à frottement, puis en chauffant à la flamme d'une bougie ce stylet, après qu'il a été préalablement introduit dans le follicule. Un écran, fait avec une carte trouée, permet d'approcher la bougie assez près pour chauffer l'aiguille sans brûler les parties voisines.

Épididymite. — Si l'on n'a pu la faire avorter par 24 heures de repos gardé au lit, les bourses élevées, mettre vite six sangsues *bien exactement* sur le cordon; cataplasmes, purgatif salin. On doit d'abord, car souvent cela suffit, essayer du *bandage Langlebert* (épaisse couche de coton, recouvert d'une toile caoutchoucée). Gardé trois jours et trois nuits, il peut faire avorter l'inflammation, et, dans tous les cas, permet au malade de marcher presque sans douleur. Plus tard (après un repos au lit, *complet, sans interruption,* d'au moins cinq jours), compresses astringentes (solution très-froide à 1/10 d'acétate de plomb) ; suspensoir garni de coton ; rubéfaction avec la teinture d'iode ; ou bien étendre successivement 3 couches de collodion. Quand l'épididymite a duré longtemps, l'écoulement, comme compensation, peut cesser spontanément. Il y a parfois rechute le 5e jour, en dépit du repos le plus complet.

Si le corps du testicule est enflammé, ce qui cause douleurs intenses, demi-syncopes, nausées, faire des onctions fréquentes avec extrait de belladone mêlé de très-peu d'eau, et tenir deux vessies de glace à demeure dessus et dessous l'organe, pendant 36 ou 48 heures : ce moyen, infaillible quand il est bien exécuté, dispense du débridement de la tunique albuginée qui, quelque bien fait qu'il soit, peut amener l'élimination consécutive des tubes séminifères.

Après que l'épididymite a cessé de causer de la douleur, l'écoulement augmente. Il faut alors, avant de le *couper,* attendre que peu à peu il ait diminué de lui-même.

Cystite. — Accident fréquent, souvent spontané, est parfois l'effet d'injections, et d'injections même d'un liquide très-inoffensif, mais trop froid ou porté trop profondément. — Recommander aux malades de résister au besoin, besoin qui est un symptôme de la maladie, de pousser fortement les dernières gouttes d'urine. Si le mal persiste, emplâtre stibié au sacrum, suppositoire avec 0,1 d'extrait de belladone ; faire boire, par cuillerées toutes les demi-heures, une infusion de 2 grammes de feuilles de jusquiame sur 100 grammes d'eau, et la cesser lorsque la bouche devient sèche (prodrome de narcotisme) ; introduire quelques petits morceau de glace dans le rectum, flanelle sur l'abdomen : sangsues au périnée, térébenthine en pilules, goudron liquide à demeure dans une assiette sous le lit. Une cuillerée à café par jour de potion de Chopart (moyen parfois héroïque). Boissons délayantes, orgeat, émulsion nitrée. S'il faut, plus tard, recourir aux injections, ne les faire qu'avec un liquide tiédi extemporanément (dans une cuillère tenue sur la flamme d'une bougie).

Prostatite et Cowpérite. — A l'état aigu, repos, sangsues, cataplasmes, lavements émollients ; à l'état sub-aigu, frictions iodées ou vésicatoire volant. Donner issue au pus aussitôt qu'on peut en constater la présence, et même faire une ponction à la peau, si l'ouverture qui s'est opérée spontanément dans l'urèthre ne permet pas une évacuation assez facile.

Conjonctivite. — Après une ou deux cautérisations à six heures d'intervalle avec une solution concentrée de nitrate d'argent, instillations répétées, ou mieux, douche continue d'une solution à 1/100 d'alun. Empêcher le pus de toucher l'autre œil. D'ailleurs, — comme pour l'*aquo-capsulite* et comme pour le *rhumatisme blennorrhagique,* — le même traitement que pour des inflammations simples. — Vésicatoires morphinés *loco dolenti* et bains de vapeur, emploi des appareils compressifs de *Chassagny* ; puis collodion ou application de bandelettes de diachylon, contre le *rhumatisme blennorrhagique,* qui ne cause jamais ni fièvre, ni inflammation très-aiguë, mais qui dure fort longtemps, se perpétuant surtout aux petites articulations.

Végétations. — Naissent plus souvent après la blennorrhagie qu'après les autres maladies vénériennes, à l'âge et dans les conditions (croissance, grossesse) où la force d'épigénèse est en action, mais d'ailleurs, dans aucun cas, ne dénotent une infection générale. Si pédiculées, excision ; si sessiles, frictions avec poudre de sabine et d'alun āā, continuées jusqu'à irritation, puis recommencées si, alors, il reste encore quelques végétations ; ou bien toucher chaque jour, durant une semaine, *la base* et *entre les lobes* de la végétation avec le bout pointu d'une allumette imbibée d'acide acétique. Un bain local, pris préalablement, aura rendu la racine de la végétation plus accessible à l'action de ce caustique liquide.

Balanite. — Inflammation simple, dépendant souvent d'une dyscrasie (herpétisme, diabète) ; guérit en cinq jours par l'interposition entre le gland et le prépuce, réitérée 2 fois par jour, de charpie imbibée de solution de nitrate d'argent au 30e. Pour en prévenir le retour, tenir un linge mouillé d'eau blanche ou de vin aromatique.

B. Blennorrhagie de la femme : Vulvaire et vaginale. — Aiguë, mêmes émollients que pour l'homme. Chronique, injections des mêmes solutions, mais deux fois plus concentrées. Indiquer, pour les faire, l'attitude où la vulve est plus élevée que l'utérus ; et placer un tampon à l'entrée, pour que le liquide séjourne quelques minutes. Le copahu est ici impuissant. Lavements laudanisés ; onctions sur la vulve avec le cérat opiacé. Isoler l'une de l'autre les deux grandes lèvres avec de la charpie sèche souvent renouvelée.

Ouvrir largement, en dedans, les abcès qui se développent dans l'épaisseur de la grande lèvre. — Cataplasmes, repos, continence, frictions de teinture d'iode un peu étendue d'eau, jusqu'à rubéfaction, contre l'engorgement subaigu de la glande de Bartholin.

Blennorrhagie uréthrale. — Le copahu reprend ici ses droits ; mais souvent deux ou trois injections de solution de nitrate d'argent à 1/30, ou la cautérisation avec la sonde de Lallemand, sont utiles pour terminer.

Blennorrhagie utérine. — Repos, bains ; plus tard, attouchements internes avec la pierre infernale, ou introduction dans le col de cylindres faits avec le sulfate de zinc, le tannin ou l'alun mêlés à une solution de gomme. — L'ovarite sympathique, qui s'accompagne souvent de douleurs violentes à forme d'accès intermittents, se trouve bien de la glace, d'applications de chloroforme, de vésicatoires morphinés, parfois des antipériodiques.

PROPHYLAXIE. — Pour le sujet exposé à *donner* : avant le coït, femme, faire une injection, homme, uriner. — Pour le sujet exposé à *prendre* : femme, s'injecter à l'eau vinaigrée ; homme, ne pas laisser le coït incomplet et uriner aussitôt le coït fini, en ayant soin de laisser l'urine distendre un instant le canal dont on tient l'orifice fermé pendant quelques secondes avec le bout du doigt. Une injection d'un quart de petite seringue avec du vin, retenue *pendant une minute* avec le bout d'un doigt bouchant le méat, donne de précieuses garanties, si l'on ne tarde pas plus de 5 minutes, après le coït, à la faire.

§ 2. — CHANCRELLE

Maladie de date très-ancienne, essentiellement locale, contagieuse au terme de 3 jours environ,pour tous, y compris celui qui la porte : jamais une infection générale n'en est la suite. Elle a pour siége deux tissus organiques différents : le tégument (peau et muqueuse), le système lymphatique (ganglions et vaisseaux).

A. Chancrelle des téguments. — L'ulcère qui la constitue guérit spontanément au bout de quatre à six semaines. Sa durée sera plus longue, s'il siége au filet ou s'il se complique soit de phimosis, qui empêche de le panser directement, soit de paraphimosis, qui l'entretient en entretenant la stase sanguine dans les tissus ulcérés.

La chancrelle, pourvu que son pus ait été mis convenablement en rapport avec les tissus, peut naître sur tous les points du corps, même à la tête (où, cliniquement, c'est-à-dire sans avoir été inoculée, elle est extrèmement rare), et chez diverses espèces animales.

Si l'on est appelé pour des chancrelles récentes, à siége accessible à la vue, en nombre limité, sans adénite, on doit les détruire d'emblée; ce qui se fait sûrement en y appliquant, et jusqu'au fond (c'est-à-dire *sous* les bords), pendant deux ou trois heures, un disque de pâte de Canquoin, fixé, selon le lieu, avec une goutte de collodion ou avec une bandelette de diachylon (DIDAY, 1850).

Si elles sont trop anciennes ou trop multipliées, mieux vaut un pansement avec de la charpie imbibée d'un liquide soit astringent (vin aromatique), soit cathérétique solution de nitrate d'argent à 1/30, ou bien de teinture de guaco à 1/3 ou 1/2), trois fois par jour. Préserver le voisinage des chances d'inoculation accidentelle. Eviter surtout de faire saigner : tout saignement est l'effet d'une déchirure; toute déchirure s'inocule, agrandit par conséquent à coup sûr la chancrelle et peut devenir, par l'ouverture d'un vaisseau capillaire, l'origine d'un bubon. — En cas de phimosis, ces remèdes seront introduits par injection, 3 par jour. — La chancrelle du filet durant ordinairement tout le temps qui lui est nécessaire pour détruire ce repli cutané-muqueux, on abrége la maladie en le coupant. Ma pince spéciale (une paire de ciseaux dont on a émoussé les tranchants, et dont on fait chauffer l'un des mors à la flamme d'une bougie), qui opère cette section par cautérisation, est d'un emploi aussi simple que sûr contre la chance d'hémorrhagie, parfois grave, du filet.

Le phagédénisme naît : 1° ou de débilitation générale (pansement avec solution d'extrait de ratanhia à 1/20 ou de tartrate ferrico-potassique à 1/10; poudre de camphre 3 fois par jour; fer à l'intérieur, bon régime, bains de Baréges, extrait d'opium à haute dose (jusqu'à 6 à 8 décig. par jour, en deux doses, longtemps avant de manger, en donnant plus de vin à boire, aux repas) (RODET); si insuccès, fer rouge porté lentement et profondément, surtout sous les bords décollés (ROLLET); 2° ou d'excès d'inflammation, chez les individus adonnés aux excès alcooliques (pansements émollients, repos au lit, délayants, bains tièdes prolongés).

B. Chancrelle des lymphatiques. — La chancrelle du tégument (chancre mou) envahit très-rarement les vaisseaux lymphatiques. Mais, dans un dixième à peu près des cas, elle s'étend jusqu'au premier ganglion lymphatique, sans ulcérer le vaisseau qui y conduit. A l'aine, cet engorgement a reçu le nom (donné par corruption à ceux des autres régions) de *bubon*. Le bubon n'est donc autre chose que la chancrelle d'un ganglion dans lequel du pus de chancrelle tégumentaire est parvenu par le vaisseau lymphatique qui va du tégument au ganglion. Une fois ce bubon-là commencé, aucune médication ne l'enrayera. Il faut le dire franchement au client. Les bubons qu'on fait avorter sont ceux qui, développés par *sympathie*, n'étaient qu'une inflammation simple, et comme telle pouvant se résoudre par le seul effet du repos, d'un vésicatoire volant, de quelques émollients, etc.

Donc n'insister qu'avec peu de confiance sur les prétendus résolutifs. Dès qu'un foyer s'est formé, l'inciser d'un seul coup, *à la Blandin*. Ensuite, s'il est peu étendu, mettre immédiatement dedans une olive de pâte de Canquoin, qui, aux ganglions comme sur le tégument, peut, employée à propos, produire l'abortion, pourvu toutefois que, en cautérisant d'abord la chancrelle tégumentaire, on ait eu soin de tarir pour le ganglion toute source ultérieure de contagion. Si ceci n'a pas été fait, dès que vous constatez que la plaie d'incision est devenue, par l'inoculation du pus profond, une chancrelle, et que, par conséquent, il s'agit d'un bubon chancrelleux, injecter dans le foyer, 2 fois par jour, une solution de nitrate d'argent à 1/20, jusqu'à ce que l'ulcère ganglionnaire *se soit réparé* : toute la cure du *vrai* bubon est là.

S'il y a scrofules et s'il persiste, au fond de la plaie, un engorgement indolent de la glande, ma petite cuiller d'acier à bords tranchants donne, pour l'extirper, plus de facilité et de sécurité que la lente et douloureuse cautérisation, et que la très-difficile extirpation avec l'instrument tranchant.

Bubon d'emblée. — Adénite qui se déclare deux ou trois semaines après le coït avec un sujet chancrelleux, sans être précédée, chez le porteur, de chancrelle ni de blennorrhagie. La longueur de son incubation, et un état de malaise (petits frissons, courbature, inappétence), qui l'accompagne avant même que l'inflammation locale n'ait paru, la caractérisent comme espèce morbide distincte. Elle suppure assez souvent. L'ouverture du foyer ne se *chancrellise* pas, si ce n'est dans des cas très-rares et constituant une espèce tout à fait à part (bubon chancrelleux d'emblée) : elle n'est point suivie de syphilis. Traitement des adénites simples.

Herpes præputialis. — État fluxionnaire intermittent qui reparait, tous les deux ou trois mois, sous forme d'un groupe de vésicules de 5 à 6 jours de durée; il succède souvent aux chancrelles, plus rarement aux chancres et à la blennorrhagie. Pour le distinguer de la chancrelle (point important au début, et difficile), on notera : 1° qu'il a été précédé de prurit; 2° qu'il y a presque toujours plusieurs vésicules; 3° que leur pourtour est enflammé; 4° qu'il ne produit pas de bubon. L'herpès, quoique sans nul danger, inquiète beaucoup les malades par la ténacité de ses répétitions et par les névralgies génitales et autres dont il peut devenir la cause. — Légère cautérisation, au début. Dans l'intervalle entre les éruptions, astringents locaux, porter décalotté, ou tenir un linge souillé quand; quelques purgatifs. Être continent ou, tout au moins réellement monogame. Les eaux d'Uriage sont souveraines quand, ce qui est le plus fréquent, le principe dartreux entretient cette affection, laquelle, dans d'autres cas, n'est que l'imparfait développement de germes de chancrelle qui avaient été déposés lors du coït contaminant, et qui (l'un d'eux n'ayant pu suivre librement son cours naturel) n'avaient avorté qu'à moitié. La multitude des cas d'herpès consécutifs à une chancrelle qui a été enrayée dès son début par cautérisation prouve la vérité de cette dernière étiologie.

PROPHYLAXIE. — Pour le sujet exposé à *donner*, qu'il mette sur l'ulcère, préalablement cautérisé avec le nitrate d'argent, trois couches de collodion, puis de l'huile.—Pour le sujet exposé à *prendre*, qu'il cautérise toute écorchure, qu'il se lave, après le coït, non en jetant de l'eau sur la partie qui a été en contact, mais en l'*immergeant* dans l'eau pendant quelques minutes, l'homme ayant particulièrement soin d'y faire plonger la partie médiane supérieure du reflet balano-préputial. — Le vrai bubon chancrelleux n'a pas d'autre prophylaxie que la cautérisation abortive des chancrelles et le soin d'éviter de faire saigner la chancrelle durant les pansements.

§ 3. — SYPHILIS

Maladie exclusivement propre à l'espèce humaine, qui n'est connue que depuis la fin du quinzième siècle, toujours et obligatoirement constitutionnelle. Dès qu'elle s'est manifestée par une première lésion, elle rend presque immédiatement, comme d'ailleurs tous les virus, celui qui la porte incapable d'échapper à ses suites constitutionnelles, mais incapable aussi d'en subir ultérieurement une nouvelle atteinte ; *unicité* (RICORD).

Cependant, si l'individu qui a eu la syphilis s'expose au contact d'une lésion syphilitique contagieuse, on verra, s'il n'était pas complétement délivré de sa maladie, naître chez lui, de ce contact, un ulcère auquel, par son analogie d'origine et de nature avec la varioloïde, convient parfaitement le nom de *chancroïde ;* ulcère qui a pour effet et pour caractère: 1° de ne pas provoquer l'adénopathie spécifique, quoiqu'il soit induré ; 2° de ne pas être suivi ultérieurement des symptômes de la syphilis constitutionnelle, signes qui le différencient d'avec le chancre du sujet vierge de syphilis. — La plupart des chancroïdes que j'ai vus étaient venus de 2 à 4 ans après la syphilis qui avait précédé ; à ce terme, la syphilis quoique ne causant plus de lésions visibles, n'était donc pas ce qu'on croyait entendre par *guérie*, puisqu'elle ne laissait le sujet apte à contracter, par le coït avec une femme syphilitique, qu'un chancroïde. Dans d'autres cas, plus rares, la syphilis guérie peut laisser le sujet apte à prendre derechef de vrais chancres suivis d'adénopathie et d'accidents secondaires, accidents qui, dans ce cas, sont ordinairement bénins.

La syphilis ne peut naître que de rapports avec un sujet affecté de la même maladie (non-identité des agents chancrigène et chancrelli-gène *dualisme*); or, cette communication résulte, tantôt du contact de la matière d'un *chancre* ou première lésion de la syphilis); tantôt de celle d'une lésion secondaire (mode longtemps contesté, très-réel, mais qui, en fait, n'est presque jamais dû qu'à une seule de ces lésions, la plaque muqueuse); tantôt de l'inoculation du sang (c'est par l'inoculation fortuite du sang mêlé au vaccin que M. Viennois explique les cas, très-réels, quoique rares, de syphilis transmise par le vaccin recueilli sur un sujet syphilitique); tantôt de la transmission héréditaire. La mère peut aussi s'infecter par la gestation d'un fœtus qui tenait la syphilis de son père (*syphilis par conception*).

Ces syphilis d'origine diverse ont, sauf l'héréditaire, dans leur évolution, des traits communs qui permettent d'en faire une description générale.

Elles commencent par une lésion (*chancre*) qui, née après une incubation de 15 à 20 jours ordinairement, parfois jusqu'à 30, 40 et même 50, peut siéger partout où le virus a touché, verge, vulve, lèvres, gosier, mamelon, etc., et dont les caractères sont d'être rarement multiple; de ne pas sécréter de véritable pus; de ne s'ulcérer que superficiellement; de s'indurer plus ou moins, et d'être suivie d'adénite multiple dure et indolente (adénite qui, n'accompagnant le chancre que chez les sujets en position d'être infectés, est le seul avant-coureur certain de l'infection). Le chancre devient très-vite irréinoculable : cependant, si une femme avait chancres et chancrelles au moment du coït, elle peut donner à l'homme une lésion particulière, ulcère sécrétant les deux fluides, chancre mixte (ROLLET) : cet ulcère pourra être réinoculé au malade lui-même, mais alors ce n'est qu'une chancrelle qui, chez lui, naîtra au point inoculé. L'ulcère mixte peut aussi résulter du dépôt accidentel du fluide d'une chancrelle sur un chancre, et *vice versâ*. A la suite du chancre mixte on observe quelquefois un *bubon mixte* (induré et chancrelleux), dont le nom indique bien la nature complexe correspondant à ses deux principes générateurs. — Cette lésion initiale, le chancre, manque dans la vérole héréditaire. Elle manque aussi dans certaines véroles, nées sans effraction de l'épiderme, par la migration d'acares provenant d'un sujet syphilitique.

Chacune des lésions de la syphilis a un pouvoir infectant de moins en moins considérable, à mesure qu'elles s'éloignent du début de la maladie. Ainsi, en général, un chancre est plus ulcératif, plus induré ; il exerce, soit sur les premiers ganglions, soit ensuite sur l'organisme, une action plus forte; il se transmet plus aisément à un autre individu, en un mot, il est plus infectant quand il provient d'une lésion primitive que quand il provient d'une lésion secondaire (1). Ainsi, et de même, les lésions secondaires se transmettent d'autant plus facilement et infectent d'autant plus fortement qu'elles appartiennent à une période plus précoce de l'évolution de la syphilis. C'est ainsi que, le pouvoir infectant allant toujours en décroissant, on voit les lésions tertiaires n'être plus contagieuses.

C'est par suite de ces différences dans les conditions propres au sujet infectant, — combinées avec les différences de force de constitution, de santé antérieure, d'habitudes hygiéniques du sujet infecté, — que la syphilis présente, chez tel ou tel sujet, tel ou tel degré d'intensité.

(1) J'ai appelé *érosion chancriforme* la lésion primitive, peu ulcérée, peu indurée, qui marque le début d'une syphilis *faible*, lésion qui le plus souvent provient du contact soit d'une lésion secondaire, soit d'une érosion chancriforme elle-même.

Ces différences, bien analysées, fournissent au praticien l'un des éléments de cet important pronostic qui lui permet de conjecturer, au moment où il voit la syphilis débuter chez un malade, si elle sera *forte* ou *faible,* et de la traiter de bonne heure en conséquence (DIDAY).

Le chancre exprime, avant tout autre signe, ces différences : car, étant le premier effet visible de l'intoxication, il a ses caractères (induration, ulcération, etc.) plus ou moins accentués, selon que la syphilis dont il marque le début est destinée, soit d'après sa source, soit surtout d'après l'état constitutionnel ou sanitaire du sujet infecté, à être plus ou moins intense.

Six semaines environ après le début du chancre (traité ou non par le mercure), parfois après quelques érosions à son pourtour (accidents successifs), éclate une première poussée : céphalée, lassitude des jarrets, 5 ou 6 croûtes du cuirchevelu, engorgement indolent des ganglions postérieurs du cou ; alopécie, éruption générale, ordinairement roséolique ou papuleuse, plus rarement vésiculeuse, pustuleuse ou squameuse (1), siégeant d'abord à l'abdomen, plaques opalines ou exulcérées aux orifices muqueux (lèvres, gosier, langue, vulve, anus). Ces symptômes, qui coïncident avec un état chloro-anémique (moindre nombre des globules du sang), sont très-promptement améliorés par 1 gramme d'iodure de potassium, quotidiennement, en deux doses, et par les ferrugineux. (L'indication du mercure, dans ce cas, sera exposée plus loin.)

Bien rarement cette poussée est la seule. Ce qu'on redoutait autrefois comme un accident imprévu, sous le nom de *récidive.* n'est qu'un des temps ordinaires, je dirais presque *obligés,* de l'évolution morbide régulière (DIDAY). Il importe de le savoir et surtout de s'en expliquer nettement, de bonne heure, avec le malade.

Lorsque les poussées ultérieures ne consistent que dans la reproduction de quelques-uns des précédents symptômes, le plus souvent on voit, après quelques répétitions successives semblables, la maladie s'éteindre d'elle-même.

Dans les conditions opposées, lorsque la syphilis doit être progressive, les nouvelles poussées deviennent de plus en plus graves, consistent en onyxis, squames palmaires et plantaires, dysphonie, ou — ce qui implique un degré supérieur d'intensité — en accidents dits de *transition,* ecthymas, iritis, rhinite, testicule ou *épididyme* (DRON), syphilitiques.—Plus tard, si l'hygiène, si surtout le sommeil et le calme moral font défaut, peuvent se déclarer les *tertiaires,* nodus, rupia, périostoses, exostoses, affections nerveuses, lésions viscérales. Mais il faut bien retenir ce fait, méconnu jadis, et démontré par l'expérience journalière, que toute syphilis ne passe pas nécessairement à la période tertiaire : elle ne passe certainement pas à cette période dans un sixième des cas.

L'indication des mercuriaux peut se formuler en deux mots. J'ai prouvé, par la statistique, que, administrés durant le chancre, ils retardent de six jours, mais n'empê-

---

(1) Ces éruptions, qu'on appelle *syphilides,* se distinguent des dermatoses communes (des dartres), savoir : les superficielles, en ce qu'elles ne causent pas de prurit ; les profondes, en ce que, outre l'absence de prurit, elles sont groupées en forme de lignes courbes ; toutes, en ce qu'elles offrent à leur surface une couleur cuivrée spéciale.

chent pas l'éclosion des lésions secondaires; que, employés à la période secondaire, même très-longtemps, ils ne donnent aucune garantie sérieuse contre les récidives. Leurs partisans accordent également que beaucoup des lésions syphilitiques guérissent hors de leur influence. J'ai démontré, de plus que fréquemment la vérole se termine favorablement et définitivement sans leur secours.

Je pose donc ce principe : user du mercure s'il y a des lésions qui en soient particulièrement justiciables (une induration chancreuse qui serait incommode par son volume ou son siége, l'albuginite, l'ecthyma, l'onyxis, la dysphonie). Mais, en général, abstenez-vous de le donner toutes les fois que le peu de gravité des premiers accidents et la bénignité progressive des poussées ultérieures vous autorisent à espérer la cure spontanée. — Par le fait, j'ai vu, depuis vingt ans, la moitié au moins de mes vérolés guérir ainsi, soutenus par un régime réparateur et une médication (pharmaceutique et hygiénique) tonique, appropriée avec méthode à chaque cas. D'ailleurs, si les conditions changent, si l'état s'aggrave, il est toujours temps d'administrer le mercure.

Par contre, dans les conditions opposées, commencez, dès que l'aggravation progressive des symptômes est constatée, et même dès le début, si l'induration du chancre est très-forte, un traitement mercuriel. En vue de donner le moins possible du remède, tout en laissant à son action médicatrice la force nécessaire, je me borne parfois à administrer, trois fois par jour, une pilule de Ricord (5 centig. de proto-iodure de mercure), en faisant en même temps pratiquer tous les deux jours, en dedans de chaque cuisse, une friction avec 4 grammes d'onguent napolitain. Ordinairement, au bout de huit ou dix jours, ce traitement a produit un commencement de salivation : on le cesse alors, les lésions syphilitiques en éprouvent une modification curative suffisante, et on le recommence plus tard, si une récidive le rend nécessaire. — Administré aux doses ordinaires, chaque traitement mercuriel doit avoir une durée moyenne de six semaines à deux mois.

Contre la stomatite mercurielle, de 2 à 6 ou 8 grammes par jour de chlorate de potasse, à l'intérieur; gargarismes de la même solution, ou alumineux, chaleux, purgatifs doux, application sous la mâchoire de linges mouillés d'eau végéto-minérale, pastilles de soufre. Si la muqueuse buccale offre des ulcérations mercurielles, les toucher avec le bout, taillé en pointe, d'une allumette humectée d'acide chlorhydrique (douloureux, mais sûr et prompt expédient).

Contre les accidents de transition, une des mêmes pilules, matin et soir, et, vers midi, 1, 2 ou 3 grammes d'iodure potassique. Je préfère, quoique moins commode, le traitement mixte administré ainsi, aux formules, telles que le sirop de Gibert ou de Boutigny, qui contiennent ensemble les deux spécifiques.

Contre les tertiaires, l'iodure de potassium de 1 à 5 ou 6 grammes par jour, et, si l'usage en a émoussé l'action, celui de sodium ou d'ammonium (GAMBERINI). Ce dernier, à la dose quotidienne suffisante de 0,3 à 0,8. La vraie tisane de Pollini (expédiée de Milan), les eaux thermales sulfureuses, celles d'Aulus, la migration dans un pays méridional, une vie exempte de causes affaiblissantes (telles que nourriture insuffisante, coït excessif), d'émotions morales trop vives, et où le temps consacré au sommeil soit suffisant, conviennent aux cas rebelles. Le traitement arabique (fruits secs, biscuit et eau pour tout aliment pendant 40 jours) réussit bien chez certains sujets que la syphilis a faits à la fois tertiaires et obèses.

Médications locales spécialement efficaces :

Contre le chancre qui tarde à se cicatriser : pansement avec une solution à 1/500 de sublimé dont on variera le degré de concentration jusqu'à ce qu'elle ait peu à peu fait paraître un liséré blanc autour de l'ulcère ; alors ne plus panser qu'avec le vin aromatique. Le *chancre* qui se phagédénise est le plus souvent un chancre mixte. (Voir le traitement de la *Chancrelle* ci-dessus, au § 2).

Contre les plaques muqueuses de l'anus, de la vulve, du pli génito-rural : matin et soir, lotion avec la liqueur de Labarraque, suivie de l'application de calomel en poudre (RICORD) ; moyen promptement héroïque, qui rencontre bien peu de cas rebelles.

Contre celles de la bouche : deux attouchements, à cinq jours d'intervalle, avec un pinceau mouillé de nitrate acide de mercure ; l'égoutter d'abord avec soin. Ne plus fumer ; — moyen presque infaillible.

Contre les squames palmaires ou plantaires (accident très-rebelle), rien ne vaut des frictions avec l'onguent citrin ou les fumigations de cinabre, faites après un bain local qui a rendu l'épiderme plus pénétrable.

Contre les ulcérations tertiaires : après avoir fait tomber la croûte, cautériser avec un pinceau imbibé de nitrate acide de mercure, et porté avec force jusqu'au fond ainsi que sous les bords décollés de l'ulcère.

Contre l'onyxis : tenir toute la nuit le doigt malade dans un doigt de gant en peau, au fond duquel on a mis un mélange fait avec l'emplâtre de Vigo pétri, jusqu'à lui donner une consistance très-molle, avec de l'huile d'olive.

Pour vite effacer les macules : le matin, friction avec une pommade au proto-iodure de mercure, assez concentrée (de 2 à 6 sur 30 d'axonge) pour irriter modérément. Le soir, un emplâtre de Vigo, à garder la nuit. Le matin, l'ôter et nettoyer la place avec de l'huile. Cesser ces remèdes dès qu'ils ont irrité la peau, et si, alors, il reste encore du mal, recommencer les remèdes de la même manière.

PROPHYLAXIE. — Pour le sujet exposé à *donner,* qu'il sache que toute lésion spécifique, à toute période, peut être contagieuse, et ne se fier à aucun des agents préconisés pour neutraliser ce danger.—Pour le sujet exposé à *prendre,* qu'il sache que tout orifice, tout repli cutané ou muqueux, peut recéler de ces lésions, et la bouche plus que tout autre lieu. Comme l'adénopathie inguinale et l'occipitale persistent ordinairement durant le temps où la syphilis est le plus contagieuse, on aura, si l'on a constaté l'absence de ces adénopathies chez le sujet avec lequel on va avoir des rapports, une certaine sécurité.

Syphilis héréditaire. — Procédant soit du père, soit de la mère (infectée avant ou après la conception), soit des deux à la fois, elle éclate rarement à la naissance, le plus souvent entre le huitième et le vingt-cinquième jour. Elle débute par des plaques cuivrées dans la région ano-génitale, aux commissures des lèvres, au pli labio-mentonnier. Sa marche plus rapide, ses lésions qui d'emblée ont l'aspect des secondaires, sa léthalité et sa contagiosité supérieures, sa fécondité en lésions viscérales, la distinguent, sous les plus tristes rapports, de la syphilis acquise.

Le fœtus procréé par un père syphilitique, et syphilitique lui-même, peut infecter sa mère pendant la gestation. Dans ces circonstances, on voit quelquefois la vérole se déclarer chez une femme à la suite et par suite d'une fausse couche qui, quand elle est peu avancée, passe aux yeux des gens du monde sous le couvert d'un simple *retard*. Ce sont des cas de ce genre qui ont fait croire à l'existence des *véroles d'emblée*.

Il faut, comme cette vérole-là peut tuer, la traiter par les spécifiques, dans tous les cas, dès qu'on la reconnaît et même dès qu'on la pressent. Le meilleur moyen consisté en des bains tièdes de demi-heure de durée, donnés tous les deux jours, avec addition de 1 à 4 grammes de sublimé. On peut y joindre une friction par jour avec 2 grammes d'onguent napolitain. Les nouveau-nés salivent très-rarement. — Il est toujours utile d'administrer, en même temps, du mercure à la nourrice; indication qui est justifiée par l'intérêt de tous les deux, quand cette nourrice est la mère. — Il importe d'assurer avant tout au nouveau-né, atteint ou menacé, une nourrice — que le médecin, cependant, ne s'aventure, en pareil cas, ni à chercher une nourrice, ni à garantir à celle que les parents ont trouvée, la santé de l'enfant. — Mais, si cette nourrice n'est pas la mère (laquelle ne risque point d'être infectée par son enfant syphilitique (COLLES), le médecin devra veiller, de peur qu'elle ne contracte l'infection, à ce qu'elle ne donne le sein que tant que son nourrisson n'aura aucune lésion à la bouche : si ces lésions apparaissent, et que l'enfant ne puisse pas être sevré, on devra les cautériser hâtivement, profondément, itérativement, et engager la nourrice à ne donner le sein que muni d'une tétine.

PROPHYLAXIE. — Outre le traitement plus régulier imposer aux syphilitiques qui doivent se marier prochainement, il en est un que j'institue spécialement en vue de la procréation et que, pour ce motif, j'ai nommé *traitement du père de famille*. Il consiste à prendre, tant le mari que la femme, 0,10 de protoiodure de mercure par jour, pendant les 25 ou 30 jours qui précèdent le moment où l'on veut procréer. Ce traitement, bien entendu, pour des raisons physiologiques suffisamment claires, doit être calculé de façon à se terminer au moment où tombe la fin de l'époque menstruelle de la future mère.

www.ingramcontent.com/pod-product-compliance
Ingram Content Group UK Ltd.
Pitfield, Milton Keynes, MK11 3LW, UK
UKHW020203080726
13614UKWH00006B/2604